Adlin Alvelo Chacón
Yadira Hernández Sosa
Addinay Trujillo Rodríguez

Lesões da mucosa oral

Adlin Alvelo Chacón
Yadira Hernández Sosa
Addinay Trujillo Rodríguez

Lesões da mucosa oral

Estudo em adultos mais velhos com próteses removíveis

ScienciaScripts

Imprint

Cover image: www.ingimage.com

This book is a translation from the original published under ISBN 978-613-9-46593-4.

Publisher:
Sciencia Scripts
is a trademark of
Dodo Books Indian Ocean Ltd. and OmniScriptum S.R.L publishing group

120 High Road, East Finchley, London, N2 9ED, United Kingdom
Str. Armeneasca 28/1, office 1, Chisinau MD-2012, Republic of Moldova, Europe
Printed at: see last page
ISBN: 978-620-8-30150-7

RESUMO

Introdução. *O envelhecimento é um fenómeno universal que envolve alterações no organismo, incluindo a cavidade oral dos adultos mais velhos.* ***Objetivo:*** *Caracterizar os idosos com lesões na mucosa oral associadas ao uso de próteses removíveis* ***Desenho metodológico:*** *Foi realizado um estudo observacional, descritivo e transversal em idosos. Variáveis: idade, sexo, lesões da mucosa oral, hábitos tabágicos, tipo de prótese, material utilizado, tempo de utilização, frequência de utilização, higiene da prótese, estado da prótese. A população de estudo foram os idosos que frequentavam a área de saúde, 1392, e a amostra selecionada por amostragem não probabilística intencional por critérios foi de 60 idosos.* ***Resultados:*** *A idade predominante foi de 60 a 69 anos, sexo feminino, estomatite subprotética, tabagismo, prótese total, material acrílico, uso de 6 a 11 anos, frequência de uso contínuo, má higiene e má condição da prótese.* ***Conclusões:*** *Predominaram os idosos entre 60 e 69 anos de idade do sexo feminino. As lesões mais frequentes foram a estomatite subprotética e o epúlide fissurado. Os principais factores de risco foram o tabagismo, a prótese total superior acrílica, o tempo de uso de 6 a 11 anos, a frequência de uso contínuo, a higiene inadequada e o mau estado do aparelho. As maiores correlações foram encontradas com o tipo de prótese, o material utilizado e a condição da prótese.*

ÍNDICE

INTRODUÇÃO

O envelhecimento é um fenómeno universal, dinâmico, irreversível, inevitável e progressivo que envolve alterações morfológicas, funcionais e bioquímicas no organismo. Apesar das alterações graduais que se manifestam, a velhice deve ser considerada como uma fase especial da vida.[1] [22] [22].

A definição de envelhecimento, de um ponto de vista demográfico, está relacionada com o aumento da proporção de pessoas idosas em relação ao resto da população. O fenómeno está também associado não só ao aumento da proporção de idosos, mas também à diminuição da proporção de crianças e jovens dos 0 aos 14 anos, o que tem impacto na economia, na família, nos serviços, na reposição do capital humano, na segurança social e nos elevados custos dos cuidados médico-epidemiológicos.

De acordo com dados da Organização Pan-Americana da Saúde (OPAS), a população mundial está a envelhecer 1,7% ao ano e prevê-se que em 2025 haverá cerca de 1100000000 de pessoas com mais de 60 anos no mundo; deste total, segundo o Centro Demográfico Latino-Americano, 82000000 estará na América Latina.

O envelhecimento da população da América Latina e das Caraíbas tem sido muito rápido e sê-lo-á ainda mais. Existem países em diferentes fases de transição demográfica; alguns, como a Bolívia, a Guatemala e o Haiti, registam um envelhecimento incipiente da população; outros, como o Uruguai, a Argentina, Barbados e Cuba, registam um envelhecimento avançado.

Cuba é um dos países mais envelhecidos da América Latina, com uma esperança de vida de 78,9 anos para os homens e 80 anos para as mulheres. Prevê-se que, em 2050, os cubanos tenham a idade média mais avançada do planeta, com as implicações económicas e sociais que esta condição acarreta.

A nível territorial, existem 8 províncias com valores do índice de dependência demográfica acima da média nacional (613), entre as quais Villa Clara se destaca como a província com o maior número de pessoas potencialmente inactivas por cada mil pessoas dos 15 aos 59 anos (654). Em contrapartida, o território com o valor mais baixo para este indicador é Artemisa, com 574,[3]

A perda de dentes é uma das caraterísticas fundamentais do envelhecimento; os idosos aceitam-na como algo inevitável, razão pela qual a perda de dentes é um problema de saúde nos idosos. Sugere-se que a perda de dentes não é uma caraterística da idade, mas sim um sinal de má saúde oral do paciente através de um processo multifatorial que inclui factores biológicos, psicológicos, ambientais e relacionados com o paciente devido a diferentes causas, tais como: cáries dentárias, periodontopatias, má higiene oral, traumatismos e tratamento inadequado.

As próteses dentárias removíveis são uma alternativa de tratamento para substituir dentes perdidos, mas também podem causar danos aos tecidos de suporte, devido a diferentes factores que são considerados factores de risco, tais como o avanço da idade, o uso do aparelho protético por 10 ou mais anos, má higiene oral e protética, alergias, problemas imunológicos, má qualidade do material protético, entre outros [1].

Um aparelho protético removível é um elemento artificial cuja principal função é restaurar a anatomia de um ou mais dentes, bem como substituir funções da cavidade oral como a fonética e a mastigação. A reabilitação de uma pessoa que utiliza próteses dentárias removíveis é um processo adaptativo que envolve uma variedade de alterações tecidulares locais e sistémicas, das quais dependerá o sucesso do tratamento protético. Os aparelhos protéticos mal fabricados ou mal mantidos que perderam as suas qualidades devido ao uso contínuo contribuíram para o desenvolvimento de lesões orais. [11]

As lesões orais devidas às próteses dentárias são um problema que afecta um grande número de idosos em todo o mundo e apresentam vários factores de risco que afectam a mucosa oral. Estes factores de risco geram o aparecimento de lesões na mucosa oral, que podem ser causadas pelo uso prolongado de próteses dentárias e pela sua má conservação, o que faz com que as lesões orais se desenvolvam facilmente, mas há pacientes que não renovam as suas próteses e têm algum tipo de reparação, causando desconforto, dor e instabilidade que podem gerar um contacto íntimo com a mucosa oral e favorecer o aparecimento destas lesões. Da mesma forma, esses aparecimentos também podem ser causados por circunstâncias traumáticas, má higiene bucal, má adaptação das próteses e redução do fluxo salivar; levando em consideração esses fatores de risco, os profissionais de odontologia devem ter conhecimento adequado sobre a saúde bucal de idosos que usam próteses, pois esses pacientes estão sempre passando por diferentes tratamentos de saúde bucal.[1212].

A presença de lesões da mucosa oral afecta o estado geral de saúde das pessoas. Isto porque são patologias cumulativas ou progressivas que conduzem a distúrbios fisiológicos muito complexos que podem afetar o estilo de alimentação, a forma de comunicar, a aparência, causando por vezes dor e desconforto. A zona mais frequente para o desenvolvimento de lesões é a zona que mantém contacto constante com a parte interna da prótese. [13]

As lesões orais têm uma maior incidência na população adulta idosa e este facto está relacionado com as alterações degenerativas fisiológicas que ocorrem com o envelhecimento e com a existência de uma maior perda dentária, o que se traduz numa maior necessidade de utilização de próteses dentárias para manter as funções mastigatórias e estéticas. [1]

As lesões da mucosa oral são mais frequentes em pessoas idosas com próteses dentárias antigas ou defeituosas e, nestas, as alterações crónicas da mucosa constituem um ponto de entrada excecional para a ação de carcinogéneos conhecidos, como os contidos no tabaco, no álcool e outros carcinogéneos ainda desconhecidos. [1]

Para reduzir a prevalência das doenças orais nos idosos, é necessário proporcionar-lhes os conhecimentos necessários para manter a saúde e prevenir a doença, começando por um diagnóstico educativo para identificar as necessidades de aprendizagem e realizar intervenções que possam aumentar os conhecimentos e, posteriormente, conseguir uma mudança de atitudes. A saúde oral é uma condição indispensável do ser humano, uma importante fonte de qualidade de vida; alcançá-la só é possível com a apropriação e assimilação de conhecimentos que responsabilizem o indivíduo pelo cuidado dos seus. Os idosos freqüentemente apresentam mau estado de suas próteses dentárias e as conseqüências que isso causa no sistema mastigatório, talvez por falta de conhecimento ou de comunicação, desconhecem esse fato e convivem com ele, aumentando cada vez mais o problema. A situação real do uso de próteses dentárias, as lesões na mucosa oral provocadas por elas e a presença de factores de risco que condicionam o aparecimento ou agravamento das mesmas, não estão visivelmente descritas e quantificadas, nem a relação entre elas, embora sejam evidências actuais que não passam despercebidas durante a prática dos cuidados dentários. Devido ao aumento das lesões da mucosa oral provocadas pelas próteses removíveis em idosos no Policlínico de Manacas, propomo-nos realizar esta investigação com o objetivo de dar resposta ao seguinte problema científico:

O que caracteriza os adultos mais velhos com lesões na mucosa oral associadas ao uso de próteses removíveis na policlínica de Manacas, no município de Santo Domingo, província de Villa Clara?

OBJECTIVOS

Objetivo geral:

Caracterizar os idosos com lesões da mucosa oral associadas ao uso de próteses removíveis na área de saúde de Manacas de janeiro de 2023 a março de 2024.

Objectivos específicos:

1. Distribuir a amostra de acordo com a idade e o sexo

2. Identificar lesões associadas à utilização de próteses removíveis em idosos que frequentam consultas de medicina dentária.
3. Determinar os factores de risco associados às lesões da mucosa oral em idosos com próteses dentárias.
4. Relacionar os factores de risco com as lesões que afectam a mucosa oral.

QUADRO TEÓRICO

Aspectos gerais do envelhecimento:

O envelhecimento é uma das poucas caraterísticas que unifica e define todos os seres humanos. É considerado um fenómeno universal, um processo dinâmico, irreversível, inevitável e progressivo, que envolve uma série de alterações fisiológicas, na sua maioria simplesmente um declínio da função do organismo como um todo. De todas as etapas evolutivas, a velhice é a que provoca mais limitações no ser humano, pois é quando se começam a perder diferentes capacidades, tanto intelectuais como físicas, que se acentuam a partir dos 60 anos. 15 O envelhecimento gera uma série de alterações no estatuto social, na perceção sensorial, nas funções cognitivas e motoras dos indivíduos. Ao nível da saúde oral, verificam-se também alterações nos tecidos e funções orais, e alterações secundárias a factores extrínsecos, com aumento da perda de dentes por doença periodontal, cáries e lesões da mucosa oral.[15]

Alterações na cavidade oral do adulto mais velho:

A maioria das alterações da cavidade oral que ocorrem com o envelhecimento são pequenas e menos evidentes, o que torna difícil distinguir as verdadeiras alterações fisiológicas normais dos processos de doença subclínicos.[15] -Lábios: A perda de dentes e de elasticidade muscular faz com que o músculo orbicular dos lábios fique sem suporte e, consequentemente, com um aspeto flácido (hipotonicidade muscular). Isto faz com que a pele dos lábios se enrugue para dentro. Desta forma, o queixo parece pronunciado, o que se designa por pseudoprognatismo.[16] -Dentes: O adulto idoso sofre um desgaste natural devido à mastigação sem causar desconforto. As alterações dentárias mais comuns associadas à idade incluem: atrito oclusal, recessão, fibrose pulpar e diminuição da celularidade. [17,18]-Esmalte: O esmalte torna-se opaco, o que faz com que os

órgãos dentários tenham um aspeto baço, sem brilho e de cor mais escura. 3 Com o avançar da idade, o esmalte tende a tornar-se mais frágil e suscetível de rachar, fissurar e, consequentemente, fraturar. Foram descritos escurecimento e pigmentação que podem ser causados pela absorção de material orgânico. [17,18]
Dentina: Há uma mudança de cor devido ao próprio processo de envelhecimento e há uma mudança muito notável produzida pela substituição da dentina original pela chamada "dentina reparadora", que faz com que os dentes adoptem um tom amarelo. Estas alterações fazem com que os dentes se tornem mais frágeis devido ao aumento da mineralização da dentina.[17]
-Alterações causadas pela perda de dentes: A perda de dentes desequilibra a distribuição das forças compressivas ao longo dos tecidos de suporte, causando distúrbios nos dentes remanescentes, pois o músculo masseter comprime os alimentos com uma força de 200 kg/cm2. O excesso e o desequilíbrio das forças oclusais também provocam o aumento de volume do cemento radicular na região apical do dente, causando graus variados de hipercementose. À medida que os dentes vão perdendo o seu suporte, a musculatura facial vai-se perdendo, o que condiciona o aspeto típico da face do idoso.[15]
-Periodonto: No aspeto gengival, a gengiva apresenta-se rosa pálido devido à diminuição do aporte sanguíneo devido à obturação dos capilares submucosos. Ocorre recessão tecidual, deixando parte da raiz dentária descoberta. No tecido periodontal há uma diminuição da sensibilidade das suas fibras que, por vezes, não permite sentir dor, o que, somado à diminuição da destreza manual ou psicomotora, gera a presença e acumulação de placa bacteriana que conduz a graves problemas periodontais e cáries dentárias cervicais. Como consequência dos problemas nos tecidos duros e periodontais, o edentulismo grave é evidente, afectando não só a função mastigatória, mas também a fonação, a autoestima e a estética.[15]-Mucosa: A mucosa bucal torna-se mais fina, mais lisa e o seu aspeto é edematoso, com perda de elasticidade e pontilhado, tornando-a mais propensa a

lesões, basicamente devido a alterações no epitélio e no tecido conjuntivo.[15]

-Língua: No que se refere às alterações observadas na língua, verifica-se uma atrofia do epitélio superficial, especialmente no dorso, um aspeto liso com perda de papilas filiformes, problemas com o sentido do paladar devido a uma diminuição do número e da densidade das terminações nervosas sensitivas e uma diminuição dos corpúsculos gustativos.[16]

-Glândulas salivares: Com o envelhecimento, há uma atrofia do tecido acinar e uma proliferação de produtos ductais, razão pela qual as glândulas salivares maiores e menores passam por um processo de alterações degenerativas à medida que o corpo envelhece.[16]

-Saliva: Durante o envelhecimento, a produção de saliva não é comprometida. Pensa-se que tal se deve à capacidade de reserva funcional das glândulas, no entanto, por vezes, a sua qualidade e quantidade podem ser afectadas, associadas ao consumo de medicamentos ou a tratamentos com quimioterapia citotóxica, radiações e outros factores.[16]

-Osso alveolar: O envelhecimento está associado a uma redução progressiva do volume ósseo, uma manifestação de osteoporose, que ocorre mais frequentemente em pacientes edêntulos com processo alveolar e osso basal. Esta situação é agravada pela ausência de prótese dentária, que diminui a dimensão vertical e por posturas anormais da mandíbula para cima e para a frente. A perda óssea alveolar é mais extensa e ocorre mais rapidamente na mandíbula do que na maxila.[17,18]

-Musculatura: O envelhecimento muscular no sistema estomatognático pode estar relacionado com a depleção de células estaminais com a idade, bem como com a ocorrência de remodelação vascular, que pode ser responsável por alterações na função muscular.[15]

Edentulismo

Entre os problemas que podem ser encontrados nesta fase da vida está o edentulismo, considerado um problema de saúde pública que afecta milhões de pessoas em todo o mundo, considerado uma deficiência física que afecta funções como comer, falar e interagir com as pessoas. Existem muitos factores que causam este tipo de problema, especialmente em adultos mais velhos. Alguns deles podem ser biológicos, ambientais ou outros tipos de factores relacionados com o doente.

A solução para o edentulismo é a reabilitação protética, uma prótese dentária (placa dentária) é definida como aquela que visa substituir adequadamente as porções coronárias dos dentes, substituindo-os e às suas partes associadas, quando ausentes ou faltantes, por meios artificiais capazes de restabelecer a função mastigatória, estética e fonética. A colocação de uma prótese implica uma série de alterações e um processo de adaptação. Passado este período, o paciente pode ter algumas dificuldades na utilização da prótese por diferentes motivos que podem estar relacionados com problemas na mastigação, desalinhamento da prótese, lesões na mucosa oral, entre outros.[19]

Lesões da mucosa oral:

As lesões são alterações que modificam a superfície da mucosa, provocando alterações de cor, textura, inchaço e perda de integridade da superfície. Interferem nas funções quotidianas como a deglutição, a comunicação e a mastigação. Apresentam sintomas como ardência, dor e irritação, que causam desconforto ao paciente e interferem na sua qualidade de vida.[2]

Classificação das lesões orais associadas ao uso de próteses removíveis:

As lesões orais associadas ao uso de próteses removíveis classificam-se em agudas, crónicas e progressivas. As lesões agudas surgem na sequência da utilização de uma prótese nova e mal adaptada, que exerce pressão sobre os tecidos, provocando dor e o aparecimento de ulcerações. As lesões crónicas são o resultado da instabilidade das próteses que produzem gradualmente uma ligeira fricção e que persistem ao longo do tempo. 20

Estomatite subprotésica:

A estomatite subprotética é uma condição inflamatória crónica que afecta a mucosa oral e que está intimamente relacionada com as próteses dentárias. Caracteriza-se por edema, congestão, hiperemia e petéquias. Em alguns doentes é assintomática, o que leva a que não se saiba da sua existência. [20]
Segundo González e colaboradores, está classificada:

- Grau I. Manchas hiperémicas.

- Grau II. Eritema difuso.

- Grau III. Inflamação granular ou inflamação papilar. Esta é a lesão mais definitiva.[21] Causas: Sugere-se que os factores mecânicos, incluindo os traumáticos, devido à irritação provocada pela fricção das bases incompatíveis com o maxilar, a má higiene oral, bem como as doenças sistémicas. [21]

Hiperplasia marginal fibromatosa (epúlide fissurada)

A epúlide fissurada (FE), tumor traumático da fissura protética ou hiperplasia fibrosa inflamatória é um crescimento hiperplásico da mucosa na gengiva ou no sulco vestibular, em contacto com o bordo de uma prótese, dando-lhe um aspeto fendido ou figurado. [21]
A sua ocorrência é mais comum em pacientes com rebordos alveolares reabsorvidos devido ao aprofundamento da prótese no sulco. A sua presença não só causa dor e desconforto, como também afecta a estética da mastigação e o estado geral do paciente. [20]
Tipos de epúlides fissuradas

Epúlide fibromatosa: Trata-se de uma formação bem definida, de superfície homogénea e aspeto fibroso; é pouco vascularizada e, quando tem uma longa evolução, pode apresentar focos calcificados na sua parte central. Podem ser isolados ou múltiplos. [22]

-Epúlide granulomatosa: Decorre de uma proliferação exagerada de tecido de granulação, como mecanismo de reparação tecidular, a organização do tecido de granulação é abortada pela proliferação contínua de células endoteliais estimuladas por um corpo estranho como um fragmento de dente ou uma espícula óssea deixada no alvéolo após a extração do dente, por vezes causada por fragmentos de amálgama deixados traumatizando a gengiva após uma obturação descuidada.[22] O tratamento inclui a remoção imediata da prótese mal ajustada. Recomenda-se a aplicação tópica de medicação paliativa, mas a remoção cirúrgica da lesão não pode ser adiada, seja por cirurgia convencional ou por laser.

A dor pós-operatória e inflamação são geralmente mínimas. A análise histopatológica é de grande importância. [23]

Úlceras traumáticas:

Lesão que se apresenta como uma solução de continuidade do tecido devido à perda de substância. Observa-se uma necrose do tecido, de cor branco-acinzentada, com bordos endurecidos ou irregulares e circunscrita por uma zona eritematosa.[20]

As úlceras traumáticas são comuns na língua, mucosa bucal e lábio inferior, mas outras áreas da região oral também podem ser afectadas, dependendo da sua etiologia. Estas úlceras são o resultado de lesões iatrogénicas cometidas pelo médico dentista durante a confeção de próteses dentárias. Estas lesões variam em tamanho e gravidade, caracterizam-se por uma área central branca ou amarelada e são rodeadas por um halo eritematoso. Os doentes referem dor ligeira a intensa que dura cerca de 7 a 10 dias e que afecta a sua capacidade de realizar actividades diárias, diminuindo assim a sua qualidade de vida.[20]

Se a causa principal destas lesões for uma prótese mal adaptada, o dentista deve corrigir o aparelho protésico, aliviando as zonas que provocam o traumatismo, ou substituir a prótese dentária por uma nova, corretamente fabricada. Após a correção da prótese, a úlcera deve sarar em 15 dias.[20]

Leucoplasia:

A queratose oral ou leucoplasia da mucosa oral (LMO) é uma mancha ou placa branca que não pode ser caracterizada clínica ou histopatologicamente com outra doença.[21]

A leucoplasia pode apresentar-se como uma lesão única, localizada e difusa, ocupando grandes áreas da mucosa bucal. O seu aspeto clínico é muito heterogéneo, podendo variar desde áreas maculares, lisas, ligeiramente esbranquiçadas e translúcidas, até placas nitidamente brancas, elevadas, espessas e firmes, com uma superfície rugosa e fissurada. São geralmente assintomáticas, mas alguns doentes podem apresentar uma ligeira sensação de ardor.[24] Esta condição pode apresentar-se clinicamente de múltiplas formas, dependendo do padrão clínico, da extensão da lesão e da sua localização na cavidade oral. Atualmente são consideradas duas formas clínicas: homogénea e não homogénea. A distinção entre as duas é exclusivamente clínica, baseada na cor da lesão e nas suas caraterísticas morfológicas que estão relacionadas com a sua evolução. [25] As causas das lesões na cavidade oral são multifactoriais, incluindo os efeitos combinados de factores causais predisponentes e exógenos, tais como o tabaco, o álcool, a má higiene oral, a irritação das próteses e outros.[25]

Eritroplasia:

Uma mancha intensamente vermelha que não pode ser definida clínica ou patologicamente como qualquer outra doença definível. 26,27,28,29, 30 Clinicamente, existem duas formas de eritroplasia oral: homogénea e não homogénea. A primeira apresenta-se como uma lesão vermelha, aveludada, lisa e com um bordo bem definido, enquanto a forma não homogénea apresenta áreas vermelhas alternadas com áreas brancas de aspeto granuloso ou mosqueado, com superfícies irregulares e sangramento fácil. 26,27,28,29,30 Existem diferentes factores clinicopatológicos que podem influenciar o aparecimento desta patologia, como a idade avançada e o sexo feminino; ou factores etiológicos ambientais, como o consumo de tabaco e a ingestão de álcool, tabaco de mascar ou betel quid; localização das lesões e presença de displasia epitelial; dietas pobres em antioxidantes (vitaminas C, E e beta-caroteno); infecções virais (papilomavírus humano e outros); exposição ocupacional a carcinogéneos e factores causais endógenos (factores genéticos e hereditários). [29,30,31,32,33]

Factores de risco e sua relação com as lesões orais

Existem vários factores de risco que levam ao desenvolvimento de lesões orais, e muitos deles estão relacionados com a idade, sendo que quanto mais velha a pessoa, maior a probabilidade de usar próteses. Um estilo de vida inadequado, uma higiene oral deficiente, a utilização da prótese para além da sua vida útil, um fraco envolvimento do doente, patologias predisponentes e factores relacionados com a confeção e adaptação da prótese desempenham um papel no desenvolvimento e ocorrência de lesões orais. [20]

Idade

A idade biológica de um indivíduo é o resultado dos processos de maturação biológica, estando por isso diretamente relacionada com esta. Para além disso, é evidente o desenvolvimento orgânico e fisiológico do organismo, no qual intervêm caraterísticas genéticas e ambientais que determinam o estado de maturação do indivíduo.[34]

A ocorrência de lesões paraprotéticas está relacionada com a idade, uma vez que quanto mais anos de vida se vive, maior é a possibilidade de utilização de próteses, e o envelhecimento aumenta o risco de alterações e desordens da mucosa oral, como consequência da acumulação de factores fisiológicos internos causadores de doenças, que induzem alterações bioquímicas, funcionais e estruturais. Assim, a probabilidade de desenvolver lesões na mucosa oral aumenta com o avançar da idade.[6,35]

Sexo

O sexo engloba as caraterísticas biologicamente determinadas, incluindo os traços cromossómicos, genéticos, anatómicos, anatómicos, reprodutivos e fisiológicos, classificando assim os seres vivos em macho/masculino e fêmea/feminino.[36]

O género está relacionado com as lesões orais porque as mulheres são mais afectadas pelo maior número de eventos psicológicos associados às alterações hormonais que as influenciam, tais como: gravidez, menopausa e também a sua maior preocupação com a estética faz com que tenham maior probabilidade de procurar tratamento de reabilitação.[4]

Fumar

O tabagismo é uma doença crónica viciante, uma das principais causas de morbilidade e mortalidade em todo o mundo, surgindo em países desenvolvidos e em desenvolvimento. Há um grande número de componentes químicos contidos nos cigarros e radicais livres, mostrando que não há doses mínimas inofensivas para o fumador ativo ou para o fumador passivo, causando danos a nível celular.[26,37]

O tabagismo é um fator de risco para o desenvolvimento de lesões neoplásicas malignas e pré-malignas na cavidade oral. As células epiteliais que revestem a mucosa oral reagem como mecanismos de defesa aos estímulos do fumo e da combustão, bem como às substâncias químico-tóxicas que deles provêm. Manifestam-se por lesões que vão desde o leucoedema, hiperqueratose nicotínica, fibrose epitelial, lesões pré-cancerosas, carcinomas in situ, até ao desenvolvimento de verdadeiras neoplasias malignas.[38]

Tipos de próteses

-Prótese total: vai reabilitar por meios artificiais todos os dentes naturais e as respetivas partes perdidas. Podem ser superiores e inferiores ou ambos ao mesmo tempo, sendo construídas com resinas acrílicas ou metal e resinas acrílicas.[39]

-Prótese parcial: reabilita um ou mais dentes naturais em falta e as suas partes associadas, ou parte da coroa de alguns dentes mas não de todos. [39]

De acordo com a forma de retenção e colocação: A Prótese Parcial pode ser:

-Prótese parcial amovível.

-Prótese Parcial Fixa.[39]

A prótese parcial removível: é construída de tal forma que pode ser removida da sua posição pelo utilizador ou pelo operador sem qualquer dano para a prótese ou para os dentes de suporte.[39]

A Prótese Parcial Fixa: é uma restauração que, uma vez efectuada, colocada e fixada nos dentes de suporte que lhe servem de retenção, não pode ser removida pelo portador ou pelo operador sem deterioração da prótese e possíveis danos nos dentes de suporte.[39]

Classificação das próteses de acordo com o material de fabrico:

-Próteses acrílicas: Como o nome indica, são feitas de material acrílico, um tipo de plástico rígido que imita a cor da gengiva. Estas próteses são normalmente utilizadas em pacientes que já perderam um número considerável de dentes.[40]

-Prótese metálica: É composta por uma base protésica e uma estrutura rígida feita de ligas metálicas, geralmente de cobalto-crómio (Co-Cr), que favorece os três pilares biomecânicos deste tipo de prótese: retenção, estabilidade e suporte.

O seu objetivo é preservar a longo prazo os tecidos biológicos remanescentes.

A base protética é feita de resina acrílica (polimetilmetacrilato - PMMA) e é acompanhada por dentes artificiais que podem ser de acrílico ou de cerâmica, devolvendo a estética e a fonação ao paciente.[40]

Tanto a estrutura metálica como o material protético de base têm desvantagens clínicas. O metal pode apresentar corrosão galvânica quando os pacientes têm restaurações de amálgama ou ouro, devido à interação da saliva com os iões metálicos libertados pelo material protético. Além disso, a liga metálica CoCrMo pode causar reacções alérgicas na mucosa oral.[40]

A resina acrílica está em contacto direto com a mucosa oral dos pacientes; dependendo da técnica de processamento, este material pode apresentar irregularidades na superfície e favorecer a adesão e proliferação de microrganismos, principalmente Candida albicans. Este agente patogénico é considerado a principal causa de estomatite protética, definida como um processo inflamatório da mucosa oral que suporta a prótese e que surge quando o paciente tem uma higiene oral inadequada, tanto na superfície da prótese como na mucosa circundante.[40,41]

Tempo de utilização das próteses estomatológicas:

Os pacientes devem estar conscientes de que as próteses dentárias não são feitas para sempre, devendo ser substituídas por novas de tempos a tempos, à medida que se desgastam e deterioram e que as condições orais se alteram. Os controlos periódicos são importantes, mesmo nos desdentados totais, para a manutenção da saúde dos tecidos orais.[10]

A substituição de uma prótese dentária é avaliada após cerca de 5 anos de utilização, quando se determina a sua funcionalidade e a existência de danos. Os critérios básicos que são tidos em conta para determinar o fabrico de uma nova prótese dentária são os seguintes: [10]

-A falta de estabilidade e de retenção é evidente: se houver movimentos de mais de 2 mm na direção transversal ou se a prótese não resistir ao mais pequeno movimento na direção vertical.

-Quando uma prótese estomatológica tem pouca extensão, o que compromete os princípios biomecânicos básicos.

-Quando os alimentos ficam retidos entre as bases e a mucosa do assento.

-Se existirem defeitos, tais como fissuras, fossas, fracturas ou perda de dentes, perda de continuidade da base protésica, desgaste excessivo das superfícies oclusais dos dentes.

-Ocorrência de lesões relacionadas com a prótese dentária em uso. [1]0

Quanto maior for o tempo de utilização da prótese, maior será a probabilidade de o seu desalinhamento na boca se tornar mais evidente, devido às alterações que sofrem as estruturas que a suportam, bem como as que ocorrem nos próprios dispositivos protésicos, quando a prótese é usada. deterioram gradualmente a sua utilidade, influenciando o desenvolvimento de lesões orais.[10]

As próteses dentárias mal feitas ou com manutenção inadequada, que inevitavelmente perderam as suas qualidades porque a pessoa continua a usá-las para além do tempo necessário, contribuem para danos nos tecidos orais.[35]

Frequência de utilização de próteses dentárias:

Durante a noite, a prótese deve ser colocada numa solução de limpeza com água, após a escovagem, o que ajuda a prevenir a estomatite subprotésica e o possível risco de eventos de pneumonia em pessoas com maior risco de desenvolver pneumonia. Desta forma, os tecidos descansam durante algumas horas da pressão a que podem estar sujeitos devido à utilização da prótese. Para além disso, retirar as próteses para dormir à noite e deixá-las de molho ajuda a evitar a deformação ou fissuração das mesmas.[42]

O uso continuado de próteses impede que a mucosa bucal receba o descanso necessário das alterações históricas provocadas pelo aparelho reabilitador, provoca também a degeneração das glândulas salivares e o bloqueio mecânico dos canais excretores, reduzindo assim a secreção salivar, o seu pH e a ação tampão da saliva, o que favorece a acumulação de placa dentobacteriana. É por isso que muitos investigadores dão grande importância ao tempo de utilização diária e recomendam uma pausa de seis a oito horas por dia, para que os tecidos possam oxigenar, recuperar e para que a língua possa efetuar uma auto-limpeza.[10]

Higiene das próteses dentárias:

A literatura científica reconhece diferentes meios para higienizar as próteses, como a escovagem (método mecânico), os ultra-sons e os agentes químicos, e que a combinação destes meios é a melhor opção para reduzir o biofilme e as colónias de microrganismos na superfície da prótese. A escovagem continua a ser a prática de higiene mais comum utilizada pelos utilizadores de próteses e a maioria não cumpre as recomendações sobre a frequência de higiene, o tempo e o modo de utilização do dispositivo protético.[43]

Os utilizadores de próteses dentárias devem ter um cuidado extremo com a higiene oral. Recomenda-se a limpeza da boca através da escovagem após cada refeição principal do dia e enxaguamento com água. Quando a reabilitação é parcial, há que ter especial cuidado com os dentes naturais remanescentes, as gengivas, a língua e o palato, devido ao contacto da prótese com estes.[44]

A má higiene leva à proliferação de bactérias na cavidade oral e no aparelho protético em pacientes parcialmente edêntulos, podendo causar cáries nos dentes e periodontite, degenerando os tecidos de suporte. Em pacientes totalmente desdentados, pode levar à acumulação de biofilmes nos dentes artificiais e na base interna da prótese, causando lesões e infecções na cavidade oral.[45]

Mau estado das próteses dentárias:

O estado físico do aparelho protético é um elemento importante para a manutenção da saúde oral. O mau estado físico da prótese provoca várias lesões nos rebordos e na mucosa bucal, que se agravam à medida que a prótese é usada durante mais tempo, e é um motivo frequente de consulta em medicina dentária.[43]

Quando há um desalinhamento da prótese removível, pode ocorrer uma irritação que inicialmente causa sintomas como a dor, e a irritação pode progredir e evoluir para uma patologia mais difícil de tratar.[45]

Procedimento e ordem da prova oral[46]

1- Lábio: A exploração do lábio começa da pele para a mucosa, de um canto para o outro e da altura para o sulco vestibular, que é explorado juntamente com a gengiva vestibular ou labial até à zona dos caninos. A palpação bimanual revelará quaisquer sinais de alterações nas glândulas salivares acessórias, a inserção dos frénulos e a consistência normal da gengiva e do lábio. Mucosa da bochecha: Começar pelo lado direito, desde a comissura até ao espaço retromolar, que é cuidadosamente explorado; explorar também o resto do sulco vestibular e a gengiva labial.

Devem ser recordadas as estruturas normais, como a terminação do ducto parotídeo, a linha alba, as glândulas sebáceas ectópicas, as manchas escuras ocasionais de origem étnica e as outras estruturas habituais da zona; a manobra é repetida no lado esquerdo.

2- Palato: Neste caso, o palato duro, o palato mole com a úvula e os pilares anteriores, bem como a gengiva palatina, foram incluídos num único bloco de exame. A papila palatina, a rafe mediana, a rugosidade palatina, a boca dos ductos acessórios das glândulas mucosas e, ocasionalmente, o toro palatino devem ser lembrados.

3- Língua móvel: O lado dorsal, os bordos e o ápice da língua foram explorados.

Verificar a mobilidade da língua, dando instruções ao doente para projetar a língua e movê-la em todas as direcções.

Foi efectuada a palpação bidigital da superfície dorsal e dos bordos, procurando nódulos ou indurações. Para isso, o vértice lingual pode ser agarrado com gaze. Nessa região, geralmente podem ser identificadas papilas filiformes, fungiformes, fenestradas e foliáceas, glossite romboide medial e fissura e sulco lingual.

4- Pavimento da boca: Com a ajuda de um depressor ou de um espelho bucal, examinam-se o pavimento da boca, a face ventral da língua e a gengiva lingual. Para a inspeção destes locais, instruir o doente para colocar o ápice da língua sobre o palato duro.

Para a palpação bidigital do pavimento da boca, o dedo indicador de uma mão é colocado sob o queixo e o dedo da outra mão palpa o pavimento anterior da boca de cada lado.

As formações anatómicas destes locais incluem: a saída dos ductos das glândulas salivares sublinguais e submandibulares, o frénulo lingual, as glândulas sublinguais proeminentes, o tórus mandibular, a linha oblíqua interna e a apófise geniana (linha de inserção dos músculos do pavimento da boca). As glândulas salivares acessórias podem ser encontradas na face ventral da língua.

5- Raiz ou base da língua e orofaringe: Inspecionar a raiz ou a base da língua e o resto da orofaringe, utilizando a boca ou o espelho da laringe aquecidos acima da temperatura corporal, enquanto se puxa a ponta da língua para a frente e para baixo com uma compressa de gaze. Com o dedo indicador, apalpar a base da língua e o resto da bucofaringe num movimento em forma de U. Devem ser identificadas as seguintes estruturas: amígdalas palatinas, linguais e faríngeas, vegetações linfóides na base da língua e a valécula.

CONCEPÇÃO METODOLÓGICA

Foi realizado um estudo observacional, descritivo, transversal, descritivo, em adultos com mais de 60 anos, durante o período de janeiro de 2023 a março de 2024. A população do estudo foi constituída por todos os pacientes com mais de 60 anos de idade que frequentaram o consultório do médico dentista, num total de 1392.Para a seleção da amostra foi aplicada uma amostragem não probabilística intencional por critérios, que foi tida em consideração: A amostra foi assim constituída por 60 idosos.

Critérios de inclusão:

- Idosos portadores de próteses totais ou parciais removíveis que frequentam ou frequentaram o consultório e manifestaram o seu consentimento em participar na investigação (Anexo 1).

Critérios de exclusão:

- Adultos mais velhos com problemas de saúde que não lhes permitem participar na investigação

Métodos utilizados na investigação:

O método científico foi utilizado para realizar a investigação e estudar a essência do fenómeno.

Métodos teóricos:

Analítico - sintético: Foi utilizado para a interpretação dos resultados dos métodos empíricos e para a sistematização do estudo bibliográfico.

Indutivo - dedutivo: Os raciocínios indutivo e dedutivo permitiram, com os elementos relacionados com as informações sobre as lesões presentes, chegar a generalidades e a sua determinação permitiu chegar a particularidades no desenvolvimento das mesmas.

Histórico-lógico: O histórico foi utilizado para estudar a trajetória real de fenómenos e acontecimentos no decurso da sua história, e o lógico investigou as leis gerais do funcionamento e desenvolvimento dos fenómenos investigados.

Métodos empíricos:

Análise documental: permitiu recolher informação de base sobre o tema a estudar, tendo em conta documentos actualizados e de reconhecido rigor científico

Questionário: Com o objetivo de objetivo de obter informação sobre variáveis sócio-demográficas e variáveis relacionadas com a utilização de próteses (Anexo 2).

O método de **observação clínica** foi utilizado no exame clínico de cada paciente na consulta. Para evitar viés observacional, a recolha de dados e os exames clínicos foram efectuados exclusivamente pelo autor, sob a orientação do tutor, durante o período de duração da investigação. A informação obtida foi registada numa ficha de dados (Anexo 3).

Procedimento

Uma vez cumpridas as normas necessárias para o início da investigação, foram explicados aos doentes os objectivos da investigação e solicitado o consentimento informado (Anexo 1). Posteriormente, foi aplicado um breve questionário na sala de consulta (Anexo 2) com o objetivo de obter informações sobre variáveis sociodemográficas e variáveis relacionadas com o uso de próteses. De seguida, foi realizado um exame oral com o objetivo de identificar a presença de lesões orais associadas ao uso de próteses dentárias. A informação obtida foi registada numa ficha de recolha de informação (Anexo 3).

Os pacientes incluídos na investigação foram submetidos a um exame físico oral numa cadeira de dentista com o conjunto de classificação incluindo um espelho bucal, pinça e explorador. Foi ainda efectuado o exame da prótese dentária, observando-a dentro e fora da cavidade oral

O exame técnico das próteses estomatológicas foi realizado para determinar o seu estado, tendo em conta a presença de fracturas, o desgaste e o desalinhamento das próteses, que foi determinado através da verificação da sua retenção e estabilidade no movimento vertical, transversal e sagital. Investigou-se o tempo e a frequência de utilização dos dispositivos protésicos, bem como a sua higiene.

Operacionalização das variáveis.

Variável	Classificação	Operacionalização		
		Definição	Escala	Indicador
Grupos de idade	Discreta quantitativa baseada em intervalos	De acordo com a idade no momento da investigação	60-69 anos 70-79 anos 80 e mais	Frequência
Sexo	Qualitativa nominal dicotómica	Serão tidas em conta as caraterísticas sexuais primárias atual	Masculino Feminino	Frequência
Lesões da mucosa oral	Qualitativa Nominal Qualitativa Politómica	De acordo com as caraterísticas clínicas das lesões a partir de mucosamucosa	Leucoplasia Eritroplasia Lesões traumáticas Epúlide gretada	Frequência
		Pode ser encontrada na coleção No exame oral	Estomatite subprotésica	
Hábito de	Qualitativo	De acordo com o consumo	Diário: quando o	Frequência
tabagismo	nominal	Habitualmente de	o doente fuma tudo	

	politómica	qualquer	os dias		
		produto de	Eventualmente:		
		tabaco	quando o doente		
			fuma 2 ou 3 vezes por ano		
			a semana		
			Não fumadores: quando o		
			não doente		
			Apresenta o hábito		
			tabagismo		
Tipo de	Qualitativo	De acordo com o tipo de	Total	Topo	Frequência
prótese	nominal	Prótese de		Inferior	
	politómica	Acordo a sua	Parcial	Topo	
		caraterísticas		Inferior	
		anatómico			
Material para	Qualitativo	De acordo com o material	-Metal		Frequência
alfaiataria	nominal	empregados no	-Acrílico		
A partir de	politómica	Adaptação de	-Acrílico	com	
próteses		aparelho	retentores		
			metálico		
Tempo de Utilização da prótese	Quantitativo nominal politómica	Dependendo do tempo Que carrega a prótese	S de 5 anos 6 a 11 anos 12 anos ou mais		Frequência
		instalado			
		Referido a	Contínuo : quando		Frequência
		Tempo que	o doente não		
Frequência de utilização da prótese	Qualitativa nominal dicotómica	o paciente permanece com a prótese. Veja considerado:	retira a prótese à noite Descontínuo: quando o doente retira-se		

			A prótese em	
			período noturno	
			Inadequado:sim	Frequência
		Foi avaliada a	existe um repositório	
		Presença de	duro e/ou mole em	
Higiene da prótese	Qualitativa nominal dicotómica	depósito duro e suave na prótese dentária dentaduras,	a prótese maxilar e/ou mandibular. Adequado: sim não	
		foi considerada:	há armazéns	
			duro e macio em	
			a sua superfície	
		Duranteon		Frequência
		Exame clínico	Mau: se apresentou	
		Foram avaliados os seguintes aspectos	fracturas, desgaste	
Estado da prótese	Qualitativa Nominal politómica	próteses de tomada o estado conta	e/ou desalinhado Regular :se fosse ligeiramente	
		Físico a partir de	desalinhado	
		mesmo .	Bom:simnão	
		considerado	não tinha	
			das condições anterior	

Tratamento da informação

A recolha de dados foi efectuada pelo autor do estudo durante todo o período de investigação, a fim de evitar enviesamentos de informação.

Foi utilizada uma base de dados concebida para o estudo, tendo sido calculadas medidas de síntese para as variáveis qualitativas (números absolutos e percentagem). O tratamento dos dados foi automatizado através de um computador Dell e de um software específico. Os resultados de cada variável são apresentados em tabelas e gráficos criados para análise e discussão.

Software utilizado:

- Processador de texto Microsoft Word 2017.

- Processador de folhas de cálculo Microsoft Excel 2017.

- Software estatístico EPIDAT versão 4.2 para Windows

Para obter a distribuição das variáveis segundo os seus atributos e obter frequências percentuais absolutas e relativas, de modo a aplicar técnicas de estatística descritiva, utilizando o pacote estatístico SPSS, a informação será tratada através do teste do Qui-quadrado, tomando como valores significativos

$p < 0,01$ altamente significativo $p < 0,05$ significativo.

$p > 0,05$ sem significância. Considerações éticas:

Os pacientes receberam as informações necessárias sobre as caraterísticas do estudo a efetuar. Foi-lhes pedido o seu consentimento para obter a sua vontade e cooperação na investigação, respeitando sempre a sua recusa de participação (Anexo 1).

RESULTADOS

Distribuição dos doentes segundo a idade e o sexo. Policlínico "Manacas". janeiro de 2023 a março de 2024.

Idade	Masculino	Sexo	Feminino		Total	
	n%		n%		n%	
60-69 anos	12	20,0	23	83,3	35	58,3
70-79 anos	7	11,6	10	16,7	17	28,3
80 e mais	2	3,4	6	10,0	8	13,4
Total	21	35,0	39	65,0	60	100

Fonte: Formulário de recolha de dadosX^2= 0,613 p = 0,434,

A Tabela 1 mostra a distribuição dos pacientes em estudo de acordo com a faixa etária e o sexo. O sexo feminino foi predominante com 39 doentes, representando 65,0% do total. O grupo etário dos 60-69 anos foi o mais representado com 35 doentes para 58,3% e o grupo etário dos 70-79 anos com 17 doentes para 28,3%, respetivamente. Ao aplicar o teste estatístico do qui-quadrado, não se verificou qualquer significância com p>0,05.

Tabela 2. Distribuição dos pacientes de acordo com a faixa etária e a presença de lesões orais

Lesões boca	60-69 anos		Grupos etários 70-79 anos80 anos ou mais				Total	
	n%		n%n%				n%	
Leucoplasia	0	0,0	1	1,7	2	3,3	3	5,0
Eritroplasia	2	3,3	1	1,7	0	0,0	3	5,0
Lesões traumático	3	5,0	1	1,7	0	0,0	4	6,7
Epúlide gretada	8	13,4	2	3,3	0	0,0	10	16,7
Estomatite subprotesia	22	36,7	12	20,0	6	10,0	40	66,7
Total	35	58,3	17	28,3	8	13,4	60	100

Fonte: Exame clínico e ficha de recolha de dados. X^2= 4,440 p = 0,107

De acordo com os dados da tabela 2, as lesões orais mais frequentes em pacientes portadores de próteses removíveis foram a estomatite subprotética com 40 pacientes (66,7%), o epúlide fissurado com 10 pacientes (16,7%) e as lesões traumáticas com 4 pacientes (6,7%). Em termos de faixa etária, a faixa etária dos 60-69 anos foi mais afetada pela estomatite subprotésica, com 22 pacientes para 36,7%. Ao aplicar o teste estatístico do qui-quadrado, não foi demonstrada significância c o m p>0,05.

Tabela 3. Distribuição dos doentes de acordo com as lesões orais e o estatuto de fumador

Lesões boca	Diário		Fumar Eventualmente		Não fumador		Total	
	n	%	n	%	n	%	n	%
Leucoplasia	3	5,0	0	0,0	0	0,0	3	5,0
Eritroplasia	1	1,7	0	0,0	2	3,3	3	5,0
Lesões traumático	1	1,7	0	0,0	3	5,0	4	6,7
Epúlide gretada	2	3,3	4	6,7	4	6,7	10	16,7
Estomatite subprotesia	14	23,3	11	18,3	15	25,0	40	66,7
Total	21	35,0	15	25,0	24	40,0	60	100

Fonte: Exame clínico e folha de recolha de dados X^2=25,724 p = 0,502

A Tabela 3 descreve os hábitos tabágicos e a presença de lesões orais. Um total de 21 pacientes com lesões orais estudados fumam diariamente (35,0%), enquanto 15 pacientes (25,0%) fumam ocasionalmente, o que está relacionado com o aparecimento de lesões. Todos os pacientes que fumam diariamente apresentam algum tipo de lesão oral, predominando a estomatite subprotética com 14 pacientes (23,3%), 3 pacientes com leucoplasia (5,0%), 2 pacientes com epúlides fissuradas (3,3%), 1 paciente com eritroplasia (1,7%) e 1 com lesões traumáticas (1,7% da amostra). Ao aplicar o teste estatístico do qui-quadrado, não foi demonstrada significância como p>0,05.

Tabela 4. Distribuição dos pacientes de acordo com as lesões orais e o tipo de prótese removível

Lesões boca	Tipo de prótese dentária removível Prótese totalPrótese parcial Superior Inferior Superior Inferior								Total	
	n%n%n%n%n								n%	
Leucoplasia	1	1,7	2	3,3	0	0,0	0	0,0	3	5,0
Eritroplasia	1	1,7	0	0	1	1,7	1	1,7	3	5,0
Lesões traumático	1	1,7	1	1,7	2	3,3	0	0,0	4	6,7
Epulis rachado	3	5,0	2	3,3	2	3,3	3	5,0	10	16,7
Estomatite subprotesia	21	35,0	2	3,3	13	21,7	4	6,7	40	66,7
Total	27	45,0	7	11,6	18	30,0	8	13,6	60	100

Fonte: Exame clínico e ficha de recolha de dados. X^2= 4,440p = 0,107

Na tabela 4, as próteses totais superiores predominaram em 27 pacientes com 45,0%, seguidas das próteses parciais superiores em 18 pacientes com 30,0%, em ambas há predomínio de lesão de estomatite subprotética com 35,0% e 21,7% respetivamente. Ao aplicar o teste estatístico do qui-quadrado, não há significância, pois p>0,05.

Tabela 5. Distribuição dos pacientes de acordo com as lesões bucais e o material utilizado para confeção da prótese dentária removível.

Lesões	Material de vestuário							
boca	Acrílico		Acrílico com retentores metálicos		Metal		Total	
		n%		N%		N%		n%
Leucoplasia	3	5,0	0	0,0	0	0,0	3	5,0
Eritroplasia	3	5,0	0	0,0	0	0,0	3	5,0
Lesões	2	3,3	2	3,3	0	0,0	4	6,7
traumático								
Epulis	9	15,0	1	1,7	0	0,0	10	16,
rachado								7
Estomatite	31	51,7	7	11,7	2	3,3	40	66,
subprotesia								7
Total	48	80,0	10	16,7	2	3,3	60	100

Fonte: Exame clínico e ficha de recolha de dados. X^2= 24.841: 0.119

Levando em consideração o material utilizado para a confeção das próteses dentárias removíveis, mostrado na tabela 5, observou-se um predomínio do material acrílico em 48 aparelhos para 80,0%. Nesse material, predominaram as lesões do tipo estomatite subprotética com 31 pacientes para 51,7% e a lesão de epúlide fissurada com 9 pacientes para 15,0% da amostra estudada. No caso do material acrílico com retentores metálicos, foram encontrados 10 pacientes, representando 16,7%, e a estomatite subprotética também foi a lesão mais frequente com 7 pacientes para 11,7%, sendo que a aplicação do teste estatístico do qui-quadrado não demonstrou significância, pois p>0,05

Distribuição dos pacientes de acordo com as lesões orais e o tempo de uso da prótese dentária removível.

Lesões boca	Tempo de utilização da prótese dentária removível 5 anos e menos6 a 11 anos12 anos e mais anos						Total	
	n%n%N%						n%	
Leucoplasia	0	0,0	2	2,3	1	1,7	3	5,0
Eritroplasia	0	0,0	0	0,0	3	5,0	3	5,0
Lesões traumático	4	6,7	0	0,0	0	0,0	4	6,7
Epúlide gretada	0	0,0	10	16,7	0	0,0	10	16,7
Estomatite subprotesia	2	3,3	26	43,3	12	20,0	40	66,7
Total	6	10,0	38	63,3	16	26,7	60	100

Fonte: Exame clínico.X^2=25,52 p: 0,526

A Tabela 6 mostra os resultados da distribuição dos pacientes de acordo com as lesões bucais e o tempo de uso da prótese dentária removível. De acordo com o tempo de uso das próteses, prevaleceram as de 6 a 11 anos com 38 pacientes para 63,3%, seguidas das de 12 e mais anos com 16 pacientes para 26,7% e, por fim, as de 5 e menos anos com 6 pacientes para 10,0%. Na faixa etária de 6 a 11 anos, predominaram as lesões do tipo estomatite subprotética com 26 pacientes (43,3%) e epúlide fissurada com 10 pacientes (16,7%); porém, na faixa etária de 5 anos e menos, predominaram as lesões traumáticas com 4 pacientes (6,7%). Ao aplicar o teste estatístico do qui-quadrado, não há significância, pois p>0,05.

Tabela 7. Distribuição dos pacientes de acordo com as lesões orais e a frequência de utilização da prótese dentária removível

Lesões orais	Frequência de utilização do prótese				Total	
	Descontínuo		Contínuo			
	n	%	n	%	n	%
Leucoplasia	1	1,7	2	3,3	3	5,0
Eritroplasia	0	0,0	3	5,0	3	5,0
Lesões traumático	1	1,7	3	5,0	4	6,7
Epúlide gretada	4	6,7	6	10,0	10	16,7
Estomatite subprotesia	9	15,0	31	51,7	40	66,7
Total	15	25,0	45	75,0	60	100

Fonte: Exame clínico e ficha de recolha de dados. X^2=21,54 p: 0,336

Ao analisar a frequência de uso da prótese, como mostra a tabela 7, verificou-se que 75,0% (45 pacientes) fizeram uso contínuo da prótese, enquanto apenas 25,0% a retiraram em algum momento. Ao aplicar o teste estatístico do qui-quadrado, não foi encontrada significância, pois p>0,05.

Tabela 8. Distribuição dos pacientes de acordo com as lesões orais e a higiene das próteses dentárias removíveis

Lesões orais	Higiene da prótese				Total	
	Adequado		Inadequado			
	n	%	n	%	n	%
Leucoplasia	2	3,3	1	1,7	3	5,0
Eritroplasia	1	1,7	2	3,3	3	5,0
Lesões traumático	2	3,3	2	3,3	4	6,7
Epúlide gretada	4	6,7	6	10,0	10	16,7
Estomatite subprotesia	11	18,3	29	48,3	40	66,7
Total	20	33,3	40	66,7	60	100

Fonte: Exame clínico e ficha de recolha de dados. X^2=21,76 p: 0,344 .

Ao avaliar a higiene das próteses na tabela 8, verificou-se que 66,7%, representado por um total de 40 pacientes, apresentaram higiene inadequada. Ao aplicar o teste estatístico do qui-quadrado, não foi encontrada significância, pois p>0,05.

Tabela 9. Distribuição dos pacientes de acordo com as lesões orais e o estado da prótese dentária removível

Lesões oral	Estado da prótese dentária removívelTotal BomFracoPéssimo							
	n%		n%		n%		n%	
Leucoplasia	1	1,7	1	1,7	1	1,7	3	5,0
Eritroplasia	2	3,3	1	1,7			3	5,0
Lesões traumático	1	1,7	2	3,3	1	1,7	4	6,7
Epúlide gretada	3	5,0	5	8,3	2	3,3	10	16,7
Estomatite subprotesia	9	15,0	5	8,3	27	45,0	40	66,7
Total	16	26,7	14	23,3	31	51,7	60	100

Fonte: Exame clínico e ficha de recolha de dados. X^2=20,83 p : 0,331

Em relação à condição da prótese, a tabela 9 mostra que ela era ruim em 31 pacientes (51,7%) e regular em 14 (23,3%), dos quais 27 pacientes (45,0%) apresentavam estomatite subprotética. Ao aplicar o teste estatístico do qui-quadrado, não foi demonstrada significância, pois p>0,05.

Tabela 10. Relação entre os factores de risco e as lesões da mucosa oral, tendo em conta os valores obtidos no teste do qui-quadrado.

Factores de risco	Lesões orais	
	X^2	P
Fumar	25,724	0,502
Tipo de prótese	4,440	0,107
Material para a confeção do prótese	24,841	0,119
Tempo de utilização da prótese	25,52	0,526
Frequência de utilização do prótese	21.54	0.336
Higiene da prótese	21.76	0.344
Estado da prótese	20.83	0.331

Ao relacionarmos os fatores de risco estudados e as lesões da mucosa oral na tabela 10, levando em consideração os valores de P, observamos que o fator de risco mais significativo foi o tipo de prótese, seguido do material utilizado na confeção da prótese, do estado da prótese e da frequência de uso da prótese, uma vez que os valores de P estão mais próximos de 0,00.

DISCUSSÃO

O crescente aumento da expetativa de vida tornou o envelhecimento da sociedade um assunto de grande interesse devido ao aumento de doenças relacionadas a esse processo. É, portanto, necessário ter em conta as caraterísticas individuais e as necessidades de saúde oral dos idosos, a fim de promover acções para alcançar uma melhor qualidade de cuidados e satisfação desta população.[47] Nos estudos realizados por Yero Mier e colaboradores[48] em Sancti Spíritus, verificou-se que o sexo feminino foi o mais afetado com 66%. Além disso, a faixa etária predominante foi entre 60 e 69 anos, o que coincide com os resultados do presente estudo. À semelhança da nossa investigação, Rodríguez Baquero[49] e Martínez Gonzáles[50] também verificaram que o sexo feminino era o mais representativo com 87% e 50%, respetivamente. No entanto, Rodríguez Pimienta[51] verificou que os homens foram mais afectados por lesões da mucosa oral, com 59,6%. Estes resultados podem estar associados ao facto de as mulheres serem afectadas por um maior número de acontecimentos psicológicos e alterações hormonais que as influenciam, como a gravidez e a menopausa, e de estarem mais preocupadas com a estética, o que as leva a procurar mais frequentemente tratamentos de reabilitação. No que diz respeito à idade, Piña Odio[35] verificou que os pacientes com 60 anos ou mais eram os mais afectados, o que está de acordo com os nossos resultados, tal como outros investigadores[52,53] que verificaram que a faixa etária mais predominante era a dos 60-69 anos. O estudo de Ramírez Barrios[5] difere dos resultados obtidos no nosso estudo. Ele verificou que a faixa etária com maior número de idosos com lesões na mucosa oral foi a de 80 a 85 anos, com 38,8%. O autor considera que as lesões de mucosa oral causadas por próteses dentárias estão de certa forma relacionadas à idade, pois quanto mais anos de vida, maior a possibilidade de necessidade de reabilitação protética. Para além disso, as alterações fisiológicas provocadas pelo envelhecimento deterioram o organismo e as suas estruturas, o que aumenta o risco de apresentar alterações e afecções da mucosa oral.Na presente investigação verificou-se que as lesões mais frequentes na população estudada foram a estomatite subprotésica, seguida da epúlide fissurada e da úlcera traumática. Em termos de faixa etária, verificou-se que o grupo etário dos 60-69 anos foi o mais afetado pela estomatite subprotésica. Semelhante ao nosso resultado, García Rodríguez[54] observou que a estomatite subprotética estava presente em mais de metade dos examinados, com 52,8%. Gonzáles Beriau[1] também mostrou que a lesão mais frequente foi a estomatite subprotética com 90,2%, sendo mais evidente na faixa etária de 65-69 anos com 45,7%. Esta lesão foi seguida pela estomatite fissurada com 7,8%, coincidindo com o presente estudo. Por outro lado, Cruz Sixto e colaboradores[52] obtiveram uma elevada percentagem de idosos com estomatite subprotésica com 83,2 %, seguida da úlcera traumática com 8,7 %. Os resultados encontrados na presente investigação diferem dos de Salazar Gamez[55] que verificou que a maior prevalência de lesões da mucosa causadas por próteses dentárias foi a queilite angular com 52,5 %, seguida da candidíase oral com 11,9 %.A investigadora considera que, apesar de encontrar diferenças nos estudos revistos, na maioria deles a lesão mais frequente foi a estomatite subprotésica, o que valida os achados científicos do estudo, demonstrando mais uma vez que a estomatite subprotésica é a doença mais prevalente da mucosa oral relacionada com o uso de próteses dentárias.Ao analisarmos a nossa amostra, verificámos que 60 % dos doentes com lesões orais fumam diariamente ou ocasionalmente, pelo que o tabagismo está de alguma forma relacionado com a ocorrência de lesões orais. À semelhança dos nossos resultados, Rodríguez Pimienta e colaboradores[51] referem que o tabagismo foi um dos factores de risco predominantes com 40,4%

Espasandín González e colaboradores[13] afirmaram que as lesões orais eram mais numerosas entre os fumadores com 53,75%, valores que diferem com grande significado estatístico do resto dos hábitos nocivos que estudaram, c o m percentagens baixas. Essas contribuições mostram semelhanças com as encontradas em nossa pesquisa. Não foram encontrados relatos que diferissem da nossa pesquisa. O autor considera que o tabagismo é um dos hábitos mais difíceis de serem controlados pelo profissional de saúde, devido à dependência que exerce sobre o paciente. Aspectos como a ansiedade, a influência do meio social em que o indivíduo se desenvolve, ameaçam constantemente a erradicação deste hábito nocivo. Como profissionais de saúde, devemos insistir em cada consulta sobre a importância de eliminar este hábito, explicando aos pacientes todas as alterações que provoca nos tecidos orais e a predisposição que produz para o aparecimento de outras doenças orais e sistémicas. Podemos também prestar ajuda profissional aos pacientes que chegam aos nossos serviços preocupados com a sua dependência e encaminhá-los para outros especialistas, como psicólogos, que os possam ajudar a eliminar o hábito.

Um estudo de 2020 em Pinar del Río[52] refere que houve um predomínio de pacientes com próteses totais que apresentavam lesões orais. Ramírez Barrios[5] também afirma que a maior afetação foi causada por próteses totais para 57,2 %, resultados que concordam com o nosso estudo. Num estudo realizado por Eugen[53] verificou-se que o tipo de prótese mais utilizado pelos sujeitos incluídos foi a prótese parcial maxilar (35,55%), o que difere do nosso estudo em que o tipo de prótese mais frequente foi a prótese total.Do ponto de vista do autor, as próteses totais, especialmente as superiores, têm um maior número de pontos de contacto com a mucosa bucal do que as próteses parciais. Isto deve-se ao facto de as próteses totais terem uma superfície de assentamento maior, tanto na maxila como na mandíbula, pelo que existe uma maior probabilidade de causar lesões, que aumenta na presença de outros factores de risco, como o uso contínuo, a falta de higiene e o mau estado físico da prótese.

De acordo com os resultados publicados na Colômbia por Rodríguez Baquero[49] , as lesões orais ocorreram em maior grau nas próteses acrílicas com 71,4%.

Ramírez Barrios[5] afirma que a maior percentagem de envolvimento corresponde às bases acrílicas nas próteses totais e parciais removíveis. Estes resultados coincidem com os obtidos na nossa investigação, onde as próteses de acrílico foram as mais relevantes, não tendo sido encontrados resultados diferentes dos nossos. Na opinião do autor, apesar dos avanços que existem no campo da reabilitação protética com materiais flexíveis e mais estéticos para o fabrico d e próteses dentárias, em Cuba não há acesso a estes materiais, pelo que se continua a utilizar o acrílico e, em menor medida, o metal. Após algum tempo de utilização, estes materiais sofrem modificações que podem danificar os tecidos de suporte e provocar o aparecimento de lesões orais. Por isso, é necessário instruir o paciente sobre o correto uso e cuidado do aparelho reabilitador e a sua substituição atempada para evitar o aparecimento deste tipo de patologia.

De acordo com o tempo de uso das próteses, prevaleceram as próteses com 6 a 11 anos de uso. Resultados semelhantes foram mostrados por outros autores como Salazar Gamez[55] com um tempo de uso de 6 a 11 anos em 50% dos pacientes, González Beriau[1] com uma faixa de 5 a 9 anos de uso que está dentro dos limites obtidos em nossa pesquisa. Além disso, García Rodríguez[54] também obteve um resultado semelhante com um tempo de uso superior a 5 anos com 40,1%.Outros pesquisadores[49,53] mostraram resultados diferentes dos nossos com um tempo de uso do dispositivo protético menor do que o observado em nosso estudo. A partir dos resultados obtidos, o autor considera que apesar de encontrar resultados que diferem da presente pesquisa, quanto mais anos de uso uma prótese dentária tiver, maior a probabilidade de estar deteriorada com o desgaste. fraturas, reparos e desalinhamentos, que aumentam o risco de lesões na mucosa bucal.No contexto da pesquisa, a maioria dos pacientes com lesões bucais estavam usando suas próteses dentárias de forma incorreta, pois as usavam continuamente. Um estudo realizado em Mayabeque[13] em 2021 mostrou que 48,75 Dos pacientes com lesões orais, % deles usavam a prótese continuamente e Macias Yen Chong[43] afirma que a maioria dos pacientes (78 %) usava a prótese durante todo o dia (24 horas) e cerca de metade deles tem sinais clínicos de estomatite subprotética (46 %), resultados que coincidem com os nossos.

Garcia Rodriguez[54] também observou que o tempo de uso superior a 5 anos e o uso contínuo de próteses foram os fatores de risco mais relevantes em sua pesquisa, o que foi semelhante em nosso estudo.Com base nos resultados obtidos na pesquisa anterior, o autor acredita que é muito importante orientar os pacientes sobre as vantagens de permitir que a mucosa coberta pela prótese descanse durante o tempo de sono, a fim de permitir que os tecidos se oxigenem e se recuperem, além de dar à língua e aos lábios a oportunidade de realizar sua ação de autolimpeza. Em relação à higiene das próteses, verificou-se que a maioria dos doentes com lesões orais não tinha uma higiene adequada. Semelhante ao nosso estudo, Cruz Sixto[52] mostra que 69,3 % dos pacientes apresentavam higiene regular ou deficiente das próteses. Espasandín González[13] ao analisar os hábitos protéticos inadequados e nocivos à mucosa na população estudada, observou um maior número de pacientes diagnosticados com lesões orais entre os pacientes que usam próteses continuamente e que têm uma higiene oral deficiente. Os resultados foram semelhantes aos do nosso estudo, com 48,75 % e 41,25 % dos pacientes a relatarem uma higiene oral deficiente e uma higiene deficiente das próteses, respetivamente. Yero Mier[48] observou em sua pesquisa que 65% das próteses apresentavam acúmulo de placa bacteriana e restos alimentares, o que se traduz em má higiene do aparelho protético, coincidindo com nossos resultados. Não foram encontrados resultados diferentes dos nossos.O autor considera que a higiene oral e protética é um dos fatores que podem determinar a saúde bucal, pois o acúmulo de matéria alba e placa dental, mais a presença de microrganismos oportunistas somados a um sistema imunológico diminuído nos idosos é um fator determinante no desenvolvimento de patologias na cavidade bucal. Por outro lado, esta elevada frequência de lesões na mucosa oral relacionada com a pouca frequência de higienização poderá estar relacionada com as insuficientes acções de educação para a saúde, em que se deveria ensinar ao paciente a forma correta de higienizar a prótese e os restantes dentes (caso os tenha), para que a promoção e a prevenção continuem a ser as armas fundamentais para evitar doenças. Relativamente ao estado da prótese, um grande número de pacientes encontrava-se em mau estado. A investigação de Martínez Gonzáles[50] mostrou que 35% dos pacientes apresentavam um mau estado da prótese devido ao desalinhamento e à mobilidade excessiva. Rodríguez Pimienta[51] e González Frías[56] mostraram resultados semelhantes onde um grande número de pacientes apresentava próteses mal ajustadas com 38,2% e 66% respetivamente.Nenhum estudo mostrou diferenças com os resultados obtidos, o que ratifica este fator de risco como um dos mais relacionados com o aparecimento de lesões orais. Na opinião do autor desta investigação, o uso contínuo de próteses em mau estado de conservação provoca um maior risco de sofrer algum tipo de lesão, o que coincide com o descrito por outros autores, que assinalam que quando estão desajustadas e em mau estado, constitui um fator de risco para o desenvolvimento de lesões orais. Por este motivo, deve ser recomendado o controlo e ajuste anual, bem como a remoção nocturna das próteses, o que contribuirá para a redução destas lesões. Ao relacionarmos os fatores de risco e as lesões da mucosa oral, através da análise dos valores de P, observamos que o fator de risco mais frequente foi o tipo de prótese, seguido do material utilizado na confeção da prótese, resultados semelhantes aos obtidos por Piña Odio[3]5 , onde as próteses totais mucossuportadas foram o fator de risco mais significativo. Arias Fernández57 verificou que o tabagismo foi o fator de risco mais significativo, o que difere do nosso estudo.

CONCLUSÕES

As lesões da mucosa oral associadas ao uso de próteses removíveis foram mais frequentes no sexo feminino, na faixa etária dos 60-69 anos.

-A patologia com maior incidência foi a estomatite subprotésica, seguida da estomatite fissurada e da úlcera traumática.

-Os principais factores de risco foram o tabagismo, as próteses totais superiores, o material acrílico, o tempo de uso de 6 a 11 anos, a frequência de uso contínuo, a higiene inadequada e o mau estado do aparelho.

As relações mais significativas foram com o tipo de prótese, material da prótese e condição da prótese, pois apresentaram valores de P mais próximos de 0,00.

REFERÊNCIAS BIBLIOGRÁFICAS

1- González-Beriau Y, Marrero-Santana L. Lesões da mucosa associadas ao uso de próteses dentárias em pacientes adultos mais velhos. Medisur [revista na Internet]. 2022 [citado 2022 Set 30]; 20(5):[aprox. -864 p.].Disponível em: http://www.medisur.sld.cu/index.php/medisur/article/view/5480

2-Marín W, Veiga L, Reyes Y, Mesa D. Lesões orais em adultos mais velhos e factores de risco, Policlínico "Dr. Tomás Romay", Havana, Cuba. Rev Haban Cienc Méd [revista na Internet]. 2017[cited 3 Sep 2022] ; 16 (5): [aprox. 13p].Disponível em: http://www.revhabanera.sld.cu/index.php/rhab/article/view/2070/1897.

3-El Envejecimiento de la Población. Cuba y sus territorios-2022. informado 13 julho 2023 [citado 2024 fev 12] Disponível em: https://www.infomed.scu.sld.cu/el- envejecimiento-de-la-poblacion-cuba-y-sus-territorios-2022/

4- Vázquez de León Ana Gloria, Palenque Guillemí Ana Isabel, Morales Montes de Oca Teresita de Jesús, Bermúdez Morales Daily Caridad, Barrio Pedraza Teresita de Jesús. Lesões da mucosa oral associadas ao uso de próteses dentárias. Medisur [Internet]. 2019 Abr. Disponível em: http://scielo.sld.cu/scielo.php?script=sci_arttext&pid=S1727-897X2019000200201201&lng=en

5- Ramírez Barrios A, González Méndez FR. Desordens orais e factores de risco em idosos com próteses dentárias. Rev Ciencias Médicas [Internet]. 2022 [citado: data de acesso]; 26(4): e5412. Disponível em: http://revcmpinar.sld.cu/index.php/publicaciones/article/view/5412

6- Morales Pérez YJ, Meras Jáuregui TM, Batista Aldereguia MY. Lesões paraprotéticas de tecidos moles em pacientes com prótese total. Medicentro Eletrónica [Internet]. 2019 Mar [citado 06/01/2022]; 23(1): 19-25. Disponível em: http://scielo.sld.cu/scielo.php?script=sci_arttext&pid=S1029-30432019000100004&lng=en.

7- Sixto Iglesias MS, Arencibia García E, Labrador Falero DM. Medição do nível de satisfação dos serviços clínicos de prótese estomatológica. Rev Ciências Médicas [Internet]. 2018 Abr [citado 06/01/2022]; 22(2): 85-93. Disponível em: http://scielo.sld.cu/scielo.php?script=sci_arttext&pid=S1561-31942018000200011&lng=en.

8- Torres Lagares D, Gutiérrez Corrales A, Gutiérrez Pérez JL, Serrera Figallo MA. Clínica, etiopatogénese e tratamento clínico da dor na osteonecrose dos maxilares. Faculdade de Medicina Dentária - Universidade de Sevilha. Comunicações a Congressos/Medicina e Ciências da Saúde. 2019 [citado 06/01/2022]; [aprox. 16 p.]. Disponível em: https://www.scientificmedicaldata.com/article.php?o7hkX7RRVmXFKovo06eRK5Hc W/8cyAu+tUYZmzyMfs4.

9- Huamani Cantoral JE, Huamani Echaccaya JL, Alvarado Menacho S. Reabilitação oral em pacientes com alteração da dimensão vertical oclusal aplicando uma abordagem multidisciplinar. Rev Estomatol Herediana [Internet]. 2018 [citado 06/01/2022]; 28(1): 44-55. Disponível em: http://www.scielo.org.pe/pdf/reh/v28n1/a06v28n1.pdf

10- Lazo Nodarse R, Sariol Pérez D, Hernández Reyes B, Puig Capote E, Rodríguez Rodríguez M, Sanford Ricard M. Stomatological prosthesis as a risk fator for premalignant and malignant lesions in the oral cavity. AMC [Internet]. 2019 Ago [citado 06/01/2022]; 23(4): 487-99. Disponível em: http://scielo.sld.cu/pdf/amc/v23n4/1025- 0255-amc-23-04-487.pdf.

11- González Feria R k.Caracterização de lesões orais em utilizadores de próteses removíveis. Policlínica Universitária de Ensino Julio Antonio Mella. Holguín. 2022. [Tese] aprox. 57 Disponível em: https://tesis.hlg.sld.cu/index.php?P=DownloadFile&Id=2759

12- Pinzón. L, Gaviari, N, Florián. K, Gutiérrez. A. Manifestaciones Orales En Pacientes De La Tercera edad con uso de prótesis dentales [tese de licenciatura]. Bogotá: Universidade Antonio Nariño; 2022. 15p. Disponível em: http://repositorio.uan.edu.co/bitstream/123456789/7919/1/2023.TG.Pinz%C3%B3nPast ou%2CLeydiJhoana.pdf

13-Espasandín González S, González Díaz Y, Reyes Suárez VO, González Casañas BY. Agressões protéticas à mucosa oral em pacientes geriátricos reabilitados com próteses estomatológicas removíveis. AD [Internet]. Oct 5, 2021 [citado Mar 12, 2024];4(4):79-6. Disponível em: https://cienciadigital.org/revistacienciadigital2/index.php/AnatomiaDigital/article/view/1 900

14- Vázquez González Juan Alejandro, Ramos González Rosa María, Rodríguez Suárez Sabrina, Fernández Campo Ramona. Conhecimentos sobre saúde oral nos idosos. Clínica 10. Policlínica "Dr. Tomas Romay. Rev.Med.Electron. [Internet]. 2020 Out [citado 2024 Mar 14]; 42(5): 2248-2261. Disponível em: http://scielo.sld.cu/scielo.php?script=sci_arttext&pid=S1684-18242020000502248&lng=en

15- Torrecilla-Venegas R, Castro-Gutiérrez I. Efeitos do envelhecimento na cavidade oral. 16 de abril [Internet]. 2020 [data da citação]; 59 (278): e819. Disponível em: http://www.rev16deabril.sld.cu/index.php/16_4/article/view/819

16- Álvarez Muguercia Reyna Zara, González Grasso Aylen, Mustelier Mojena Silvina. Assistência à saúde do paciente idoso, sob a perspetiva da relação incapacidade - envelhecimento. Rev Hum Med [Internet]. 2023 abr [citado 2024 mar 12] ; 23(1): e2425. Disponível em: http://scielo.sld.cu/scielo.php?script=sci_arttext&pid=S1727-81202023000100016&lng=en.

17- Tapia Diaz LO, García Delgado F. Dental management of the older adult patient. Lima Peru: Universidad Inca Garcilaso de la Vega; 2021 [citado 23 set

2022].Disponível em:http://repositorio.uigv.edu.pe/bitstream/handle/20.500.11818/5574/TRACADEMICO_TAPIA%20DIAZ.pdf?sequence=1&isAllowed=y

18- Castellanos J., Diaz L., Lee E. Medicina en odontologia. 3ª. México: El manual moderno; 2015.

19- Tonato-Hidalgo Jeanine Dailyn, Loor-Tobar Nayla Shenoa, Gavilanez-Villamarín Silvia Marisol, Armijos-Moreta Jaime Fernando. Influência do uso de próteses dentárias na qualidade de vida de idosos. Rev. inf. cient. [Internet]. 2022 Dez [citado 2024 Mar 22]; 101(6): e4054. Disponível em: http://scielo.sld.cu/scielo.php?script=sci_arttext&pid=S1028-99332022000600005&lng=en.

20- Fernández Hernández CP. Lesões orais associadas ao uso de próteses removíveis em idosos. 2023 [citado 29 de outubro de 2023].Disponível em: http://repositorio.ug.edu.ec/handle/redug/66607

21- Santana Garay JC, Atlas de anatomía del complejo bucal. 2ª Edição Editorial de Ciencias Médica, La Habana 2010 p 251-252, 288-293

22- Jaramillo Jiménez TN. Planejamento e tratamento cirúrgico das cirurgias pré-protéticas do território maxilofacial. Tese [Internet]. 2013 [citado 2013 out 30, 2023]. Disponível em: http://repositorio.ug.edu.ec/handle/redug/3639

23- Quesada-Iraizoz L, Denis-Navarro Y, de-Quesada-Suárez L. Epúlide fissurada de evolução invulgarmente prolongada. Arquivos do Hospital Universitário "General Calixto García" [Internet]. 2019 [citado 29 out 2023]; 7 (1) :[aprox. 4 p.]. Disponível em: https://revcalixto.sld.cu/index.php/ahcg/article/view/304

24- González González G, Ardanza Zuleta P, Santos Solana L, Denis Alfonso A, Carriera Piloto V, Jourbert-Martir R. et al Rehabilitación protésica estomatológica [Internet]. Editorial ciencias médicas la habana; 2008. p 268-271 .Disponível em: https://catalogo.hlg.sld.cu/index.php?P=FullRecord&ID=9597

25- Castelnaux MM, Montoya SI, Serguera BY, et al. Caracterização clínica e epidemiológica de pacientes com leucoplasia oral. MediSan. 2020;24(01):4-15.disponível em https://www.medigraphic.com/cgi-bin/new/summary.cgi?IDARTICLE=96037

26- Estrada Pereira Gladys Aída, Agüero Despaigne Liliet Antonia. Manifestações clínicas e histopatológicas da eritroplasia bucal em pacientes fumantes de tabaco. Medisur [Internet]. 2023 Ago [citado 2024 Mar 18] ; 21(4): 842-850. Disponível em: http://scielo.sld.cu/scielo.php?script=sci_arttext&pid=S1727-897X2023000400842&lng=en

27- Eccles K, Carey B, Cook R, Escudier M, Diniz M, Limeres J, et al. Potentially malignant oral disorders: recommendations for primary care management. J Oral Med Oral Surg[Internet]. 2022 [citado 10/4/2023];(38):[aprox. 20p]. Disponível em: https://opmdcare.com/wp-content/uploads/trastornos-orales- potentially-malignant-oral-disorders-recommendations-on-approach-in-primary-care.pdf.

28- Warnakulasuriya S, Kujan O, Aguirre JM, Bagan JV, González MÁ, Kerr AR, et al. Doenças orais potencialmente malignas: Um relatório de consenso de um seminário internacional sobre nomenclatura e classificação, convocado pelo Centro de Colaboração da OMS para o Cancro Oral. Oral Dis. 2021;27(8):1862-80.

29-Lorenzo AI, Lafuente I, Pérez M, Pérez A, Chamorro CM, Blanco A, et al. Atualização crítica, revisão sistemática e meta-análise da eritroplasia oral como uma doença oral potencialmente maligna. J Oral Pathol Med. 2022;51(7):585-93.

30- Kumari P, Debta P, Dixit A. Distúrbios orais potencialmente malignos: Etiologia, Patogénese e Transformação em Cancro Oral. Front Pharmacol. 2022;13:825266 31-Iparraguirre MF, Fajardo X, Carneiro E, Couto PH.

Doenças orais potencialmente malignas. O que o dentista deve saber. Rev Estomatol Herediana [Internet]. 2020 [citado 10/4/2023];30(3):[aprox. 11p]. Disponível em: http://www.scielo.org.pe/scielo.php?script=sci_arttext&pid=S1019-43552020000300216

32- Tovío EG, Carmona MC, Díaz AJ, Harris J, Lanfranchi HE. Expressões clínicas de doenças potencialmente malignas da cavidade oral. Revisão integrativa da literatura. Univ Odontol[Internet]. 2018[citado 10/4/2023];37(78):[aprox. 32p].
Disponible en: https://revistas.javeriana.edu.co/files-articulos/UO/UO%2037-78%20(2018-I)/231260072005/231260072005_visor_jats.pdf

33- Páramo JT, Rivera DI. Displasias epiteliais, um desafio diagnóstico para o patologista oral. Rev Odont Mex [Internet]. 2021 [citado 10/4/2023];25(3):[aprox. 2p]. Disponível em: https://www.medigraphic.com/pdfs/odon/uo-2021/uo213a.pdf

34- Gil Suárez Ángel Lázaro, Zaldívar Pérez Bergelino. Estudo da idade biológica em atletas masculinos da categoria escolar. Rev Podium [Internet]. 2021 Ago [citado 2024 Mar 21] ; 16(2): 490-508. Disponível em: http://scielo.sld.cu/scielo.php?script=sci_arttext&pid=S1996-24522021000200490&lng=en

35- Piña Odio Ibis, Matos Frómeta Katiusca, Barrera Garcell Mayra, Gonzalez Longoria Ramírez Yissel Maurín, Arencibia Flandes María del Pilar. Factores de risco relacionados com as lesões paraprotésicas em pacientes com próteses removíveis. MEDISAN [Internet].
2021 Fev [citado 2024 Mar 19] ; 25(1): 41-50. Disponível em: http://scielo.sld.cu/scielo.php?script=sci_arttext&pid=S1029-30192021000100041&lng=en.

36- Abad-Colil Felipe, Ramírez-Vélez Robinson, Fernandes-Da Silva Sandro,

Ramirez-Campillo Rodrigo. Importância do sexo/género e sua distinção na investigação biomédica. Rumo à promoc. Saúde [Internet]. 2019 julho [citado 2024 Mar 21] ; 24(2):
11-13. Available from:
http://www.scielo.org.co/scielo.php?script=sci_arttext&pid=S0121-75772019000200011&lng=en. https://doi.org/10.17151/hpsal.2019.24.2.2.
37- Renda L, Cruz Y, Parejo D, Cuenca K. Nível de conhecimento sobre o tabagismo e sua relação com a cavidade oral. Rev Cub Med Mil[Internet]. 2020 [citado 10/4/2023];49(1):[aprox. 14p]. Disponível em:
https://revmedmilitar.sld.cu/index.php/mil/article/view/280/443
38- Guerrero Brito Marisleydi, Pérez Cabrera Duniesky, Hernández Abreu Noelí Marta. Lesões orais pré-malignas em pacientes com hábito de fumar. Medicentro Eletrónica
[Internet]. 2020 Mar [citado 2024 Mar 23] ; 24(1): 159-164. Disponível em: http://scielo.sld.cu/scielo.php?script=sci_arttext&pid=S1029-30432020000100159&lng=en.
39- González Hernández Giselle María, Ramos Padrón Adria, Licea Rodríguez Yamilín.Diferentes próteses e seus usos estomatológicos.2021 [citado 2024 janeiro 11] aprox 19p Disponível em
https://aulavirtual.sld.cu/mod/resource/view.php?id=91948 40-Castillo-Pedraza Midian Clara, Inagati Cristiane Mayumi, Wilches-Visbal Jorge Homero. Uso de próteses parciais removíveis com resina acrílica termoplástica: uma revisão da literatura. Salud, Barranquilla [Internet]. 2023 Abr [citado 2024 Mar 21] ; 39(1): 265-283. Disponível em:
http://www.scielo.org.co/scielo.php?script=sci_arttext&pid=S0120-55522023000100265&lng=en. Epub Nov 18, 2023.
https://doi.org/10.14482/sun.39.01.222.315.

41- Mohammed G, Fouda S. Perspectivas actuais e o futuro do tratamento da estomatite por dentadura associada a Candida albicans. Dent Med Probl. 2020;57(1):95-102. Disponível em: http://www.dmp.umed.wroc.pl/pdf/2020/57/1/95.pdf.

42- Denture Care Guide,12 de novembro de 2021,Dental Gazette, [aprox. 6p] Disponível em: https://gacetadental.com/2021/11/guia-para-el-cuidado-de- las-protesis-dentales-28333/

43- Macías-Yen Chong Yohana Geomar, Díaz-Pérez Carlos Alberto, Martínez-Rodríguez Milagros. Higiene de próteses removíveis em pacientes atendidos na Universidade San Gregorio de Portoviejo, Equador 2019. Rev. inf. cient. [Internet]. 2020 Jun [citado 2024 Mar 21]; 99(3): 217-224. Disponível em: http://scielo.sld.cu/scielo.php?script=sci_arttext&pid=S1028-99332020000300217&lng=en.

44- Ramos Lorenzo Mavel, Hernández Miranda Leinad, Castellanos Curbelo Alienne. Cuidado e conservação de próteses acrílicas em pacientes geriátricos na Clínica Estomatológica Puentes Grandes.Rev Eug Esp [Internet]. 2019Dec [cited 2024 Mar 22]; 13(2): 53-61. Disponível em: http://scielo.senescyt.gob.ec/scielo.php?script=sci_arttext&pid=S2661-67422019000200053&lng=en. https://doi.org/10.37135/ee.004.7.06

45- Guzmán-Gallardo H, Ubilla-Mazzini W, Suarez-Palacios JC. Epúlide Fissurada: seus efeitos no tratamento do paciente desdentado total superior: Epulis Fisurado: sus afectaciones en el tratamiento de el paciente edéntulo total superior: Epúlide Fissurada: seus efeitos no tratamento do paciente desdentado total superior. EOUG [Internet]. 4 de julho de 2023 [citado 18 de março de 2024];6(2):44-50. Disponível em: https://revistas.ug.edu.ec/index.php/eoug/article/view/2177

46- Morgado LY, Reyes RDE, Oliva VME, et al. Metodologia do exame do complexo oral para estudantes de estomatologia. 16 de abril. 2015[cited 2024 Feb 13];54 (258):74-82.Disponível em : https://www.medigraphic.com/cgi-

bin/new/resumen.cgi?IDARTICULO=61579
47- Nápoles González Isidro de Jesús, Nápoles Salas Ana María. Necessidade social de cuidados estomatológicos para os idosos com dismobilidade. Rev Hum Med [Internet]. 2021 Abr [citado 2024 Mar 24] ; 21(1): 209-223. Disponível em: http://scielo.sld.cu/scielo.php?script=sci_arttext&pid=S1727-81202021000100209&lng=en
48- Yero-Mier IM, Pérez-García LM, Fernández-Serrano JM. Lesões paraprotéticas em pacientes geriátricos com próteses removíveis. Rev Inf Cient [Internet]. 2021 [citado dia mês ano]; 100(4):e3462. Disponível em: http://www.revinfcientifica.sld.cu/index.php/ric/article/view/3462
49- Rodríguez Baquero IL, Forero Escobar D, Díaz Y, Mendoza L. Prevalência de lesões orais associadas a próteses dentárias removíveis em Villavicencio. Universidad Cooperativa de Colombia [Internet].2020 [citado 2024 Mar 20] [aprox 11] [aprox 11]disponível em: https://repository.ucc.edu.co/bitstreams/97dd7324-1757-42fa-9370-83f5d516135d/download
50- Martínez González RI. Perceção dos dentistas da cidade de Concepción sobre lesões da mucosa oral relacionadas com próteses parciais removíveis em 2019:

Perceção dos dentistas da cidade de Concepción sobre lesões na mucosa oral ligadas a próteses parciais removíveis em 2019. OSS FOUNC [Internet]. 1 de julho de 2021 [citado 24 de março de 2024];2(1):40-6. Disponível em: https://revistas.unc.edu.py/index.php/founc/article/view/21
51- Rodríguez-Pimienta EM, Yero-Mier IM, Pérez-Garcia LM, de Castro-Yero JL, Marín-Montero. I, García-Luis Y. Estomatite subprotética em pacientes com próteses removíveis na escola militar Camilo Cienfuegos. Sancti Spíritus. Rev Ciencias Médicas [Internet]. 2022 [citado: 2024 Mar 20]; 26(1): e5055. Disponível em:

http://revcmpinar.sld.cu/index.php/publicaciones/article/view/5055

52- Cruz-Sixto D, Palacios-Sixto A, Perdomo-Acosta A, González-Camejo D, Arencibia- García E. Factores causais no aparecimento de lesões orais em idosos. Universidad Médica Pinareña [revista na Internet]. 2020 [citado 17 Mar 2024]; 16 (2) Disponível em: https://revgaleno.sld.cu/index.php/ump/article/view/422

53- Eugen R, Scrieciu M, Mercut V, Popescu S, Andrei O, Pitru A, et al. Mucosa oral associada ao uso de prótese acrílica removível. Rev. Cur Health Sci Jornual [Internet]. 2020 [citado 2024 Mar 20];46(4):344-351. Disponível em https://www.ncbi.nlm.nih.gov/pmc/articles/PMC7948026/

54- García Rodríguez B, Rodríguez Cuellar Y, GonzálezCardona Y. Estomatite subprotética em pacientes desdentados totais e parciais. Rev. Latinoamericana de Hipertensión [Internet].2022[citado 2024 Mar 19];17(4):289-293.Available from: http://saber.ucv.ve/ojs/index.php/rev_lh/article/view/25640

55- Salazar Gamez JE.Presencia de lesiones bucales en adultos mayores portadores de prótesis dental que acuden al hospital maría auxiliadora, Lima 2023 [Tese] aprox 98.Disponível em: https://hdl.handle.net/20.500.12692/133144

56- González Feria R k.Caracterização das lesões orais em utilizadores de próteses removíveis. Policlínica Universitária de Ensino Julio Antonio Mella. Holguín. 2022. [Tese] aprox. 57 Disponível em: https://tesis.hlg.sld.cu/index.php?P=DownloadFile&Id=2759

57- Arias Fernández C, Ramírez Santiago A C, Meza García .Prevalência e factores de risco de lesões da mucosa oral na população de Oaxaca de Juárez .Revista Espacio Universitario. 15 (39), 45, 2020 [cited2024Mar 19]. Disponible en:https://scholar.google.es/scholar?as_ylo=2020&q=relaci%C3%B3n+entre+fact ores+de+riesgo+y+lesiones+de+la+mucosa+oral+&hl=es&as_sdt=0,5#d=gs_qab s&t=171614537 4735&u=%23p%3DOC7GQJMEKV0J

ANEXOS

ANEXO 1. QUESTIONÁRIO PARA PACIENTES ADULTOS IDOSOS

Objetivo: Conhecer a informação que os pacientes da amostra têm sobre as condições orais associadas ao uso de próteses dentárias e à higiene oral.

Questionário de perguntas:

1. Quantas vezes por dia limpa ou escova a sua prótese?

Uma vez 2 vezes 3 vezes 4 vezes

2. Há quanto tempo usa próteses dentárias? --

Até 5

6-10 anos

11-15 anos

16- 20mais de 20

3. A prótese é retirada para dormir?

Sim Não

4. Sente que a prótese cai ou se move quando come ou fala? Sim

Não

5. Fuma?

Não Sempre Ocasionalmente

ANEXO 2. FORMULÁRIO DE RECOLHA DE DADOS

Objetivo: Registar informação relacionada com as caraterísticas das lesões orais.

1. Dados gerais:

Idade: 60-69 anos 70-79 anos 80 anos ou mais Sexo: F M

2. Classificação da lesão:

✓ Estomatite subprotésica

Presente Não presente

✓ Úlceras traumáticas

Presente Não presente

✓ Epúlide fissurada

Presente Não presente

✓ Leucoplasia

Presente Não presente

✓ Eritroplasia

Presente Não presente

3. Diariamente **Fumar** Ocasionalmente Não fumar

4. Tipo de prótese Total

Superior Inferior **Parcial** Superior Inferior

5. Tipo de material da prótese:

Acrílico Metal Misto

6. Tempo de utilização da prótese.

Até 5 anos 6 a 10 anos

11 a 20 anos Mais de 20 anos

7. Frequência de utilização da prótese.

Correto. Incorreto .

8. Higiene da prótese.

Sim Não

9. Estado da prótese.

Bom Razoável Mau

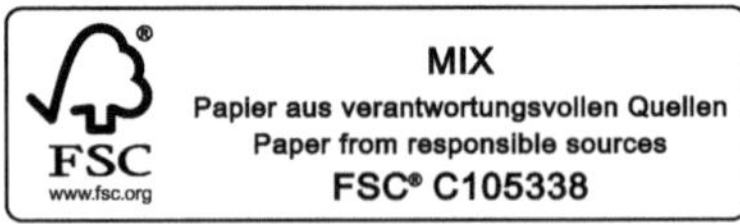

Printed by Books on Demand GmbH, Norderstedt / Germany